JN123381

アスク セレクション③

依存症
トラウマ
発達障害
うつ

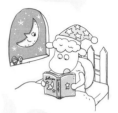

えっ、そうだったのか！

「眠り」

との
ただならぬ関係

アスク・ヒューマン・ケア

監修

垣渕洋一
成増厚生病院 副院長
東京アルコール医療総合センター センター長

松本俊彦
国立研究開発法人 国立精神・神経医療研究センター 精神保健研究所
薬物依存研究部 部長／薬物依存症センター センター長

栗山健一
国立研究開発法人 国立精神・神経医療研究センター 精神保健研究所
睡眠・覚醒障害研究部 部長

白川美也子
こころとからだ・光の花クリニック 院長

堀内史枝
愛媛大学医学部附属病院 子どものこころセンター長

<small>ちょうよしのり</small>
張 賢 徳
一般社団法人 日本うつ病センター 副理事長
六番町メンタルクリニック 院長
帝京大学溝口病院精神科客員教授

構成　アスク・ヒューマン・ケア
イラスト　森のくじら

はじめに

入眠困難、中途覚醒、早朝覚醒、昼夜逆転など、「眠り」を
めぐる困りごとは、心の問題と密接にからんでいます。
依存症、トラウマ、うつ病、双極性障害……。睡眠薬への依
存に悩む人も、増え続けています。

発達障害と眠りとの関係も、見逃せません。ADHD（注意
欠如・多動症）や ASD（自閉スペクトラム症）をもつ人は、
睡眠の問題を抱えやすいことがわかってきました。今まさに
研究が進んでいる分野です。

どうしてそうなるのか？
どうしたらいいのか？
各分野の専門医、そして睡眠の専門医に、とことん教えてい
ただきました。

アスク・ヒューマン・ケア

※本書は季刊『Be!』144 号・145 号・148 号に掲載の内容をもとにしています。

も・く・じ

プロローグ

私たちは
なぜ眠るのか？

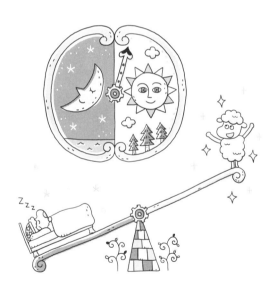

まずは入り口として、眠りのしくみと、睡眠薬について
まとめておきましょう。
PART 1からの理解を深めるためですが、飛ばして先に
進んでもかまいません。

　ヒトなどの哺乳類や鳥類にとって、睡眠というのは、巨大
化した脳を休ませるための、特別な方法です。
　私たち「恒温動物」は、身体の活動を停止しても体温はあ
まり下がりません。一方で脳は常に情報処理に追われていま
す。だから脳がオーバーヒートしないよう、何か方策が必要
なのです。
　つまり睡眠の一番の目的は、脳をクールダウンさせたり、
脳のメンテナンスを行なうこと。脳の中でも特に、作業量が
膨大な大脳を、休ませる必要があります。

　そうはいっても野生動物は、そうそうのんきに眠っていら
れません。天敵に襲われるかもしれないし、寝ている間は栄
養補給もできません。それに完全に脱力したら、木から落ち
たり水の中でおぼれるなど死のリスクもあります。だから、
多くの動物が浅い眠りを小刻みに繰り返します。
　たとえばチンチラの眠りは1回6分。これを何度も繰り
返して、1日に合計で12時間半眠ります。
　数種のイルカやカモメでは、脳の半分ずつを交互に眠らせ
る「半球睡眠」が確認されています。眠りながら泳いだり、
空を飛んだりするのです。

ネコの睡眠単位は50〜110分。イヌは種類が多いですが、ビーグル犬の場合は45分。いずれも、1日13時間ほど眠ります。ただし、警察犬は人間につきあって昼間に長時間労働をするため、夜にまとめて深く眠るようになります。

そう。1日に1回だけ眠る「単相睡眠」は、私たちヒトに特有のめずらしいやり方なのです。ヒトの睡眠単位はおよそ90分ですが、シエスタ（昼寝）などの習慣がある一部の地域をのぞいて多くの成人が、90分単位の睡眠を連続させて夜にまとめています。だからこそ、明るい時間に広範囲な活動が可能となったのです。

もうひとつヒトの睡眠の特徴は、深いノンレム睡眠です。脳が進化した分だけ、とことん深く眠ることが必要となったのです。無防備な状態になるリスクをおかしても……。

では、その眠りの中身を見てみましょう。

レム睡眠

急速眼球運動（Rapid Eye Movement）の頭文字をとったREM睡眠は、寝ているのに眼球がキョロキョロ動いているというので何かと注目されましたが、実はワニやカメなど爬虫類の「睡眠らしき現象」にも共通する原始的な睡眠です。

目を閉じてだらりとなって、身体の活動を停止します。これは脳が感覚や筋肉のスイッチをOFFにしているためで、全身脱力してぐったり眠っている状態です。呼びかけても反応しないし寝返りも打ちません。ただし時おり、切ったはずの回路がつながってしまうことがあり、そのときに眼球運動が起きたり身体がぴくっとなったりします。

この原始的な睡眠に、脳の進化にともなって新しい役目が加わりました。

　外界の刺激から遮断され、筋肉への出力もないオフラインの状態で、脳が活発に活動して作業を行なっているのです。

　たとえば、「情動記憶」の整理。これは記憶の中でも、恐怖や感動や好き嫌いといった強い感情をともなった記憶のことですが、レム睡眠時には、情動記憶のラベルづけや消去などが行なわれているらしいのです。

　ストーリー性のある夢を見るのもレム睡眠のときなので、情動記憶を整理する作業と関連しているのでしょう。

　レム睡眠時の脳波は、起きているときと似ていて、小刻みでせわしなく、あっちこっちばらばらな波形を描きます。

◤ノンレム睡眠◢

　私たちが眠りにおちて、浅いまどろみから深い眠りへと進んでいくにつれ、脳波はだんだん大きくゆっくりになり、全体のリズムがそろっていきます。

　脳の活動は低下し、ブドウ糖の消費量も減ります。ぐっすり眠った状態です。

　この間に、脳の清掃作業も行なわれます。グリア細胞の中にある通路が拡張され、そこを文字通りジャージャーと脳脊髄液が流れて、蓄積した老廃物を押し流していくのです。

　また、昼の間に盛んに作られた神経細胞のネットワーク（シナプス）を刈り込んで効率化する作業も行なわれます。

　なお、情動記憶以外に、記憶には次のようなものがあります。今日はこんなことがあった、などの「ストーリー記憶」。

漢字の読み方や年号などの「意味記憶」。自転車の乗り方や楽器演奏、ゲーム攻略のコツといった「手続き記憶」。

　これらの記憶を定着させる作業がレム睡眠とノンレム睡眠のどちらで行なわれているのか、長いこと論議の的となっています。今のところは、ストーリー記憶と意味記憶は両方の睡眠が関係していて、手続き記憶は主としてノンレム睡眠という説が優勢のようです。

　ちなみに手続き記憶については、あたかも寝ている間に脳内でリハーサルを繰り返したかのように、寝る前よりも技術がアップすることがわかっています。

● 3つのしくみ

　睡眠とは、「脳が脳を眠らせる」しくみです。眠る脳は大脳だとしたら、眠らせる脳はどこでしょうか……？

　その中枢は脳の視床下部にあります。
　視床下部はわずか4グラム程度の小さな組織ですが、生命維持に関わる重要な神経核がびっしりで、内臓の働きや内分泌の調節、体温調節、摂食行動なども管理しています。
　では、睡眠のしくみをかみくだいて説明しましょう。

1 睡眠中枢—— 眠りの信号
　視床下部の前方にある「腹外側視索前野」は、睡眠中枢とも呼ばれます。
　しばらく眠らずにいたり、疲労や発熱や身体の損傷やストレスなどが一定のラインを超えると、そのサインを受け取った睡眠中枢では、ＧＡＢＡ（ギャバ）というアミノ酸で作動

する神経細胞（ＧＡＢＡ作動性ニューロンという）が活動し、眠りの信号を関係各所に送り出します。

　眠りが足りてくると、この信号は弱まって、覚醒中枢が仕事を始めます。

2 覚醒中枢── 目覚ましの合図

　覚醒中枢は、視床下部の後方、「結節乳頭体核」にあります。

　睡眠中枢のＧＡＢＡ作動性ニューロンの働きが弱まるにつれ、**オレキシン**というペプチド（アミノ酸が結合したもの）で作動するニューロンが活動し、**ヒスタミン**で作動するニューロンを活性化させます。目覚ましの合図です。

　すると、脳幹の**セロトニン**や**ノルアドレナリン**も乗り出して、ＧＡＢＡの働きをさらに抑制します。こうして覚醒状態が維持されます。

　こんなふうにして、「睡眠」と「覚醒」の中枢はシーソーのように交互に活動しているのです。そこに昼と夜の区別を持ち込むのが、３つめのシステムです。

3 体内時計── 夜を知らせる

　メラトニンというホルモンは、夕方から徐々に分泌が高まります。これが深部体温を低下させ、身体を眠りに適した状態にもっていくのです。

　このメラトニンを分泌するよう松果体に指令を送るのが、視床下部の「視交叉上核」。読んで字のごとく左右の目から入った情報が集まる場所で、ここが体内時計の中枢となっています。

　体内時計が刻む1日のリズムは、実は約25時間。地球の自転より1時間ずれています。つまり放っておけば、私たちの起床と入眠の時間は徐々に後ろ倒しになっていくのです。

　このずれを調整するのが、明暗の情報です。朝起きて光を浴びることで、体内時計がリセットされ、メラトニンの分泌も止まります。それから15時間前後たつと、メラトニン分泌の指令が出て、眠りに向けた準備が始まるのです。

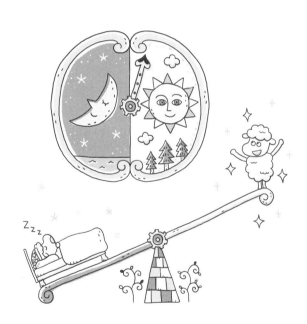

●新しい睡眠薬

　眠りのしくみは近年解明が進み、それにともなって新しい睡眠薬が登場しています。

　そのひとつが、体内時計のシステムに働きかける薬。メラトニンの産生が滞って体内時計がうまく働かない状態を改善しようというのが、メラトニン受容体作動薬です。ラメルテオン（商品名ロゼレム）が 2010 年に承認されました。

　次に、覚醒中枢の働きをブロックする薬。オレキシンが受容体に結合するのを防ぐことで、脳を睡眠状態にもっていこうという、オレキシン受容体拮抗薬です。2014 年にスボレキサント（ベルソムラ）、2020 年にレンボレキサント（デエビゴ）が承認されました。

　では睡眠中枢に働きかける薬は？

　実は昔から、いろいろあるのです。バルビツール酸系の睡眠薬、ベンゾジアゼピン系の薬剤、麻酔薬、アルコール……いずれもＧＡＢＡ受容体に作用し、精神安定、睡眠、麻酔など、程度に応じた効果を発揮します。

　問題はＧＡＢＡ作動性ニューロンは睡眠中枢に限らず、脳全体に張り巡らされていることです。

　覚醒系の神経はヒスタミン神経系、ノルアドレナリン神経系、ドーパミン神経系、オレキシン神経系……とよりどりみどりです。でも一方、抑制系はＧＡＢＡが一手に引き受けています。そのため、ＧＡＢＡに作用する薬は、睡眠への移行を促すというよりも、脳全体の活動を抑えて麻痺させるといったほうが近いのです。

PART1
アルコール

寝酒のリスクと
断酒後の不眠

【監修 垣渕洋一】

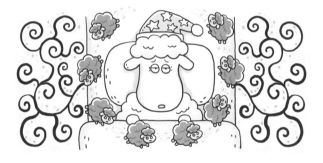

最初に登場していただくのは、長年アルコール依存症の治療に取り組んできた垣渕洋一先生です。
先生がまず警告するのが、「寝酒のリスク」。
アルコール依存症の人が「断酒後に経験する不眠」にどう対処したらよいか、そして「ベンゾジアゼピン系睡眠薬」の注意点についても、お聞きしました。

「アルコールを飲むと入眠しやすくなりますが、その中身は、自然な眠りとは程遠いものです」
　垣渕洋一先生は、そんなふうに話を始めます。
　寝酒はなぜ NG なのか、続きを聞いてみましょう。

「寝つくことはできても、早く目覚めてしまったり夜中に何度も起きてしまうなど、熟眠感がなく、朝起きてもだるくて疲れがとれていない……。そんなことになりがちです」
　そもそもなぜ、アルコールを飲むと寝つきやすくなるのでしょうか。それはプロローグで説明したとおり、脳に遍在する抑制系の神経、ＧＡＢＡの受容体にアルコールがくっつくからです。これは、眠りというより脳全体を麻痺させているようなもの。
「そして困ったことに、アルコールが代謝されると有毒物質のアセトアルデヒドができます。これは交感神経を刺激する作用をもっているのです」
　つまりいったん抑制に傾いた脳を興奮させることになり、眠りが浅くなったり中途覚醒が起きたりするというわけ。

「アルコールには利尿作用もあるので、なおのこと、夜中に
トイレに行くために起き出すことになります」

　それだけではありません。

　アルコールによる入眠効果は、たった1週間程度で耐性
が生じます。つまり同じ量では眠れなくなり、もっと多くの
アルコールが必要となるのです。睡眠の質はさらに悪くなっ
ていくだけでなく、依存症へまっしぐら、ということになり
かねません。

●「久しぶりに眠れた！」

　アルコールによって脳の活動が抑えられた状態が長く続く
と、脳はこれに対抗して何とかバランスをとるため、交感神
経を優位にします。

　そこへ、何らかの事情で酒が切れてくると、重石をはずさ
れたかのように交感神経系が興奮し、発汗、手の震え、イラ
イラ、不眠などの離脱症状が出現します。

「入院当初はとにかく、薬を十分に使って昼間のつらさをや
わらげ、夜はきちんと眠っていただくようにします」

　中には、薬を使いたくない！　と言う人もいます。けれど
も断酒のスタートにあたってはＱＯＬ（生活の質）の向上を
優先すべきなのだと先生は強調します。

「家族や周囲の人にとっては、断酒＝絶対的な善、と思って
いるかもしれませんが、本人にとってはむしろ、不快さ不便
さのほうが大きいと思います。入院したとたん、寝られない、
イライラする、昼間は落ち着かずに身の置き所がなく、夜は
時間が遅々として進まず、いつまでたっても朝がやってこな

い……。これでは明日にでも退院したいと思って当然です」

　そうならないよう適切に薬を使って、1週間後には「ああ、久しぶりにぐっすり眠れた！」という感覚を味わってほしいのだ、と言うのです。

「回復を進めていくと、今まで見なくてもすんだことに直面させられたり、つらいことを思い出したり、解決しなければならない問題が押し寄せたりします。だからこそ、清潔なシーツでたっぷり眠れた、ほかほかのご飯を食べられた、スタッフがあたたかく声をかけてくれた、という体験が力になるのですよ」

●「効いた感じがしない」

　急性の離脱症状は1週間ぐらいでおさまりますが、慢性の離脱症状は半年ぐらい続くことが多いといいます。

　よくあるのは、次のような症状です。

　気分易変（ころころと気分が変わる）、イライラ、不眠、思うように頭が働かない、新しいことを覚えられない……。

　不眠のつらさは再飲酒のきっかけにもなりやすいので、要注意です。

　プロローグで新しい睡眠薬について触れましたが、垣渕先生は、これらオレキシン受容体拮抗薬やメラトニン受容体作動薬こそ本来の睡眠薬と呼びたい、と話します。

「自然な睡眠が得られて、耐性形成や依存性がないので、アルコール依存症の患者さんには第一選択としたいです。ところがいずれも、患者さんには評判がよくないのです」

　しばしば聞くのが『効いた感じがしない』『もっとガツン

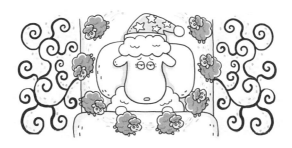

と眠れる薬を出してほしい』という声だとか。
「多くの患者さんが好きなのは、ベンゾジアゼピン系の薬なんですよ」

　ベンゾジアゼピン系薬剤は、不安を軽くし、筋弛緩と鎮静効果を発揮するため、布団に入ってもあれこれ考えて心身ともにリラックスできない人には、うってつけの睡眠薬のように見えます。
「しかし、アルコール依存症の患者さんには、問題が大きい薬です。ベンゾジアゼピン系が作用するＧＡＢＡ受容体は、アルコールが結合する部位でもあります。ですからベンゾジアゼピン系薬剤を服用していると、酔っているのと似た感覚を味わえてしまうのです。飲酒していないのに、脳はしらふになっていません」

　さらに、アルコールと同じく耐性と依存性があります。急にやめたり減薬すると、反跳性不眠に陥りやすいのです。この「反跳性」というのは、治療前より重い症状が出ることを指します。つまりもともとの不眠より、さらに眠れなくなるということなのです。

　不安、焦燥感、頭痛、吐き気、けいれん発作、離人症状、

知覚障害などの離脱症状も見られます。

　特に高齢者の場合、処方された量を守っていても、筋弛緩作用による転倒や、記憶の障害などの副作用も起きやすいとされています。

●漢方薬に置き換える

「ベンゾジアゼピン系薬剤のリスクが警告されてずいぶんたつのに、臨床の場では以前にもまして、アルコール依存症にベンゾジアゼピン系薬剤への依存を合併している人を診ることが多くなりました。その危険性に日々直面しています」

　ベンゾジアゼピン系薬剤を長期に使ってきた患者の場合、漢方薬による置き換えが有効だといいます。たとえば、ベンゾジアゼピン系を減量する前から酸棗仁湯の服用を始めてもらい、徐々にベンゾジアゼピン系を減量。やがて酸棗仁湯だけで眠れるようになったら、最終的には酸棗仁湯もやめていくことをめざします。

「高齢の患者さんで、ふらふらする、もの忘れがひどいなどの自覚がある場合、それはベンゾジアゼピン系の副作用ではないかと説明すると、やめようという気持ちになりやすいです。その気にさえなれば、数ヵ月から1年と時間はかかりますが、漢方薬だけで眠れるようになる人はけっこういます」

　なお、気持ちがたかぶったりイライラして眠れない場合には、漢方薬の選択肢がほかにも考えられるそうです。それは柴胡加竜骨牡蛎湯や抑肝散など。漢方薬の種類のひとつ「生薬」の中には、抗ストレス作用や鎮静作用が確認されているものがあり、その代表格が柴胡なのです。そこで、上記のような柴胡を含む処方も有効なことがあるというわけです。

●睡眠薬への誤解をただす

　垣渕先生がセンター長を務める東京アルコール医療総合センターでは、離脱期にやむなくベンゾジアゼピン系を使った場合も、入院中にできるだけ他の薬に切り換えています。そのためには、薬剤師による教育プログラムを含めて、眠りや睡眠薬についての誤解を修正していくことがカギとなります。

「アルコールの患者さんは、せっかちな方が多いです。眠っているのでも起きているのでもない『中途半端な時間』がもったいなくて、眠りに落ちる直前まで何かをやっていて、パッと気絶するように眠ろうとするのです」

　そんなふうに眠れる薬は、アルコールしかありませんよ、と先生は説明するといいます。

「多くの人は、睡眠薬に対する期待値が高すぎるのです。本来の睡眠薬というのは、眠らせる薬ではなくて、眠くなってきた時に、あと一押ししてくれる薬。睡眠薬を飲んだから眠れるはずだと、ゲームやテレビに夢中になっていたら、いつまでたっても眠れません」

　中には逆のパターンもあります。睡眠薬は怖いから、なるべく使いたくない、と言う人もいるのです。

「アルコールは度数の高いストロング系を飲んできた人が、睡眠薬は弱いのにしてほしい、と言うんですよね。しかし、睡眠薬を使うのなら、中途半端は一番よくないです」

　薬を飲んでいるけれど、眠れない……という体験が、不安を大きくし、不眠を悪化させるからです。

まずは眠るための生活習慣を整えること、そして睡眠薬を使う場合は、依存の問題を理解している医師のもとで自分に合った薬の適切な処方を受けることが大切です。

　生活習慣についてはＰＡＲＴ３でくわしく触れますが、垣渕先生が挙げたのは自助グループの効用です。

「回復は足で稼ぐ、と自助グループではよく言われますが、そうやって自分の足で歩いて例会やミーティングに通うことで、適度な運動になり、眠りにつきやすくなります。ところで、肉体の疲労は眠気を招きますが精神疲労だとそうはいかないですよね。でも自助グループで体験を話せば心もスッキリです。断酒を始めたばかりの時期は、睡眠のためにも、できれば毎日のように自助グループに行くのがおすすめです」

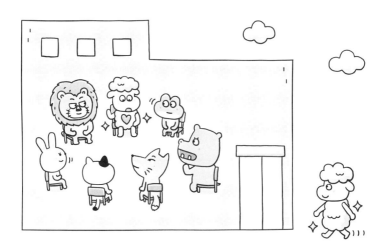

●発達障害がある場合

　不眠の訴えがあるとき、睡眠薬の調整に注意が必要なのが、発達障害が背景にある場合だといいます。大前提として、ベンゾジアゼピン系は定型発達の人以上に乱用のリスクが高いため極力避けます。その上で……。

　ＡＤＨＤ（注意欠如・多動症）がある人は、アルコールが抜けたことで多動と睡眠障害が表面化することが多くなります。多動性・衝動性の軽減に使うグアンファシン塩酸塩（商品名インチュニブ）という薬があるのですが、副作用の一つである眠気が出る場合、睡眠薬の役割も果たすことができます。

　ＡＳＤ（自閉スペクトラム症、いわゆるアスペルガー症候群）がある場合、気圧や温度、音、職場の人間関係など、さまざまなことに敏感で、調子を崩しやすい傾向が。
「疲れたときのほうが眠れない、という声をよく聞きます。眠れないまま仕事に行き、いっそう調子が悪くなるという悪循環です」

　敏感な反応を抑えるため、ドーパミンを遮断する抗精神病薬が有効な場合が多いといいます。

断酒後1ヵ月半がつらかった

上堂薗順代
（かみどうぞののぶよ）

　飲酒中は、昼夜逆転、不眠、寝汗、悪夢が日常茶飯事でした。
　最終的に断酒してから約1ヵ月半くらい、睡眠障害が続いていました。睡眠薬を処方され、服用してもかなり眠りは浅く、約4時間くらいの睡眠で、朝は大体4時か5時ごろ起きていました。見捨てられ不安からくる悪夢も見ていました。暗闇に落ちていき、両手でバッと支えて起きるいうのは何度もありました。
　体も、指の先や足の先、舌がヒリヒリ、腰や足が重くなるという、離脱症状なのか後遺症なのかわかりませんが、そういう症状が、かなり長い間続きました。1ヵ月半後くらいにやっと薬がよく効いて寝られるようになりました。
　その当時、寝不足なのか、脳の萎縮のせいなのかよくわかりませんが、短時間のバイトでかなりのミスをして迷惑をかけて凹んで悩んでいました。

寝なくても死なない！

タカヨシ

　酒をやめて1年近く、眠れない日々を送っていました。軽い眠剤をもらったのですが処方薬依存が頭をよぎり、飲まずに耐えました。
　寝なくても死なない！　と先輩から言われた言葉も思い出します。断酒会の例会に毎日参加して身体と心の安定を図

り、寝る前に軽いスクワットをして、活字ばかりの理解でき
ない本を読んでいました。

　寝られなくて不安でした、寝られないことがユウウツでし
た。しかし振り返ると、昼間に寝ていた自分もいたことを思
い出します。

身体を疲れさせて眠る

Bon

　回復初期、寝られずに苛ついていたのを覚えています。仲
間に「回復は足で稼げ」と言われて、がむしゃらにあちこち
のミーティングに行くと、帰りのむせ返るような酒臭い中、
孤独を抱えて、疲労で眠くなるよりも飲酒欲求が強く感じら
れたりもしました。

　それでも、「足で稼いで、疲れる」というシンプルな行為
で不眠も緩和されたと思いますし、ああやってあちこち連れ
まわされて、仲間との出逢いにより魂も癒されていたという
ことに、近年ようやく気づけました。

　最近も不眠に悩まされることがありますが、無理に寝よう
とせずに、身体が悲鳴をあげるほど疲れたら、キチンと寝ら
れるようになりました。

　コロナで顔を合わせたミーティングができなくても、身体
を疲れさせるやり方は人それぞれに可能で、四季の移り変わ
りを近所の公園で眺めるだけでも随分と違います。

PART2
薬 物

睡眠薬の乱用・依存について

【監修 松本俊彦】

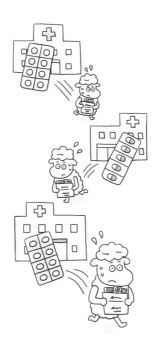

次にお話をうかがうのは、薬物依存症の治療を専門とする松本俊彦先生です。
松本先生は早くから、ベンゾジアゼピン系薬剤の乱用増加に警鐘を鳴らしてきました。

松本俊彦先生が薬物依存研究部の部長を務める国立研究開発法人国立精神・神経医療研究センター（ＮＣＮＰ）では、1987 年から全国の精神科医療施設を対象に、薬物関連精神疾患の実態調査を行なってきました。その中身を見ると、年代による主な乱用薬物の変化が浮かび上がってきます。
「睡眠薬・抗不安薬」が目立って上昇を始めたのは 1996 年からです。2010 年には覚せい剤に次いで 2 位となり、今に至るまでずっと上昇傾向にあります。

松本先生は、こう話します。
「乱用される睡眠薬・抗不安薬はほぼすべてベンゾジアゼピン系で、商品別に見ると、当時はエチゾラム（商品名デパス）がぶっちぎりの首位でした」
そのため 2011 年当時から、デパスを向精神薬に指定するよう訴え続けたのですが、反対の声が多く、なかなか実現しなかったといいます。
というのも、デパスは精神科に限らず一般の内科でも「眠れない」「落ち込む」などの患者に広く処方されていました。さらに、腰痛の薬として整形外科でも出されていたのです。
これが向精神薬に指定されると、麻薬及び向精神薬取締法の

アスク・ヒューマン・ケアの本

アスクセレクション3
依存症・トラウマ・発達障害・うつ

「眠り」とのただならぬ関係

監修 垣渕洋一　松本俊彦　栗山健一
　　　白川美也子　堀内史枝　張賢徳
定価 1,100 円

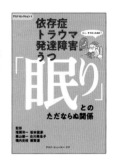

依存症、トラウマ、発達障害をもつ人は睡眠の問題を抱えやすい。なぜそうなる？　各分野の専門家が心の問題と「睡眠」の、深い関係をわかりやすく解説します！

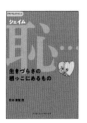

アスクセレクション2
恥…生きづらさの根っこにあるもの　★

監修 岩壁 茂　定価 990 円

隠された感情「シェイム」は、感じること自体が恥や痛みにつながります。「シェイム」の正体を知り、その破壊力を弱めて楽になるカギがここに！

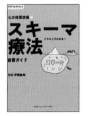

アスクセレクション1
心の体質改善♥スキーマ療法 自習ガイド　★

監修 伊藤 絵美　定価 990 円

この心のクセをどうにかしたい！ スキーマ療法は、認知行動療法の進化型。スキーマ療法の第一人者・伊藤絵美先生の道案内で、自分を振り返っていく自習書。

《回復のためのテキスト》ロングセラー！
アルコール依存症を知る！【改訂版】

森岡 洋 著　定価 1,100 円

患者向けの酒害教育テキスト。依存症とはどんな病気か？／家庭や社会への影響／依存症者の心理／自分を知る／感情の法則／など、読みやすく説き、各章に体験エッセイも。

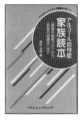

〈断酒の動機付け〉から〈家族の再構築〉まで
アルコール依存症　家族読本

猪野 亜朗 著　定価 1,760 円

アルコール依存症に巻き込まれた家族が、まるごと回復するための本。「世話やき」をやめよう／断酒のチャンスをうまくつかもう／夫婦・親子関係を見なおそう／など。ポイントごとにチェックリスト・体験談つき。

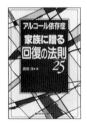

アルコール依存症
家族に贈る「回復の法則」25　★

森岡 洋 著　定価 1,100 円

アルコール依存症の家族教室を各地で開催し、森田療法にもくわしい著者が、心をこめて贈る 25 の「回復の法則」。家族の自習書・家族教室のテキストとして最適。

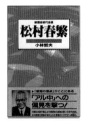

伝記小説
松村春繁〜断酒会初代会長〜

小林 哲夫 著　定価 2,200 円

壮絶な全国行脚によって断酒会の礎を築いた初代会長・松村春繁の波瀾万丈の伝記。偉業の背後に秘められた苦悩のドラマとは？　断酒会のルーツを辿る松村春繁の貴重なストーリーを、断酒会員で作家である小林哲夫氏が小説化。

規制を受けることになり、管理や処方の制限など何かと面倒なことになります。

　内科、整形外科、一般精神科などでの盛んな処方の一方で、依存症を扱う精神科には処方薬依存に陥った人の受診が増えていきました。2016 年、デパスはようやく第三種向精神薬に指定され、1 回の処方が 30 日分までに制限されました。「ところがこのころから、乱用薬物としてゾルピデム酒石酸塩（マイスリー）の名が挙がるようになり、今もデパスをじわじわと追い上げているんです」

●非ベンゾジアゼピン系は「安全」なのか

　マイスリーも同じく第三種向精神薬ですが、デパスと違って「非ベンゾジアゼピン系」と呼ばれています。「非」なのだから、耐性や依存性が問題となっているベンゾジアゼピン系と違って安全なのでは……？
「どちらも、ベンゾジアゼピン受容体作動薬であることには変わりありません。違いは、ベンゾジアゼピン受容体の 2 種類に作用するか、1 種類に選択的に作用するかです」
　脳内のベンゾジアゼピン受容体が刺激されると、これと複合体を形成するＧＡＢＡ受容体が刺激を受け、脳の活動を抑制する信号を送り出します。これが薬剤としてのしくみですが、ベンゾジアゼピン受容体には ω（オメガ）1 から ω 3 まで 3 種類あるのです。
　ベンゾジアゼピン系薬剤は ω 1（催眠に関係）と ω 2（抗不安・抗けいれん・筋弛緩に関係）に作用します。非ベンゾジアゼピン系は ω 1 に選択的に作用するため、筋弛緩など

が起こりにくいとされます。

「だから、マイスリーでは足元のふらつきが起こらないのは確かでしょう。ところがいつしか、非ベンゾジアゼピン系の睡眠薬は依存性も弱い、という説明があちこちに出回っています。一体いつ誰が言い出したのか、謎です」

　実際は、マイスリーの離脱症状としてせん妄が起きたり、てんかん様のけいれん発作も起きやすいといいます。つまり身体依存が形成されるということです。

「短時間作用型なので、精神依存も生じやすいはずです。短時間にさっと効いて効き目を実感しやすく、しかもその効き目が早く消えていく薬剤は、精神依存のリスクがとりわけ高いのです」

　また、多くの睡眠薬はうつ病の診断で処方できるが、マイスリーは睡眠障害の診断が必要なため、精神科よりむしろ内科で処方されやすく、その点も気になるところです。

●「今後は処方しないで」

　ベンゾジアゼピン受容体作動薬の離脱症状は、アルコールの離脱に勝るとも劣りません。

「だから一度離脱を経験すると、怖くて減らせなくなる人が多いのです。運転中や高所作業中にてんかん様の発作など起こしたら、命にかかわりますから」

　仕事の合間に、週3ヵ所も医療機関をハシゴして必死で薬を調達するケースも少なくないとか。

「だから連休などは薬が切れる恐怖で大変です。この状態の人に『薬をやめろ』と言うのは、死ねと言うのと同じです」

　本人が、何とかこの状態を抜け出したいという気になれば、入院して危険のない状態で薬を徐々に減らしていくことは可能です。

「それまで処方を受けていた医療機関を申告してもらうと、10ヵ所以上挙がったりします。患者さんの了解の上で、その医療機関すべてに『処方薬への依存があるため、今後は○○の薬を処方しないでください』とお願いする手紙を書いたりします」

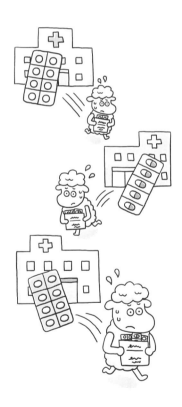

ただし、必ずしもすべての投薬をゼロにすることがゴールとは限りません。

　そもそも乱用のきっかけは、不眠や不安などの訴えに薬が処方されたこと。背景となった、もともとの問題はなんだったのかに立ち戻る必要があるのです。

　中には、うつ病とされることに抵抗感が強く、抗うつ剤よりもベンゾジアゼピン系のほうが「軽い薬」と思っていた患者もいます。抗精神病薬に切り換えたことで日中の困難が解消し不眠も楽になったある患者は、「ベンゾジアゼピン系ならいいが、抗精神病薬は怖い薬」という漠然としたイメージをもっていました。

「心理的なハードルの低さと、実際の功罪とは、一致していないんですよね」

　処方する側はその誤解を解く必要があるし、「早く効くのがよい薬」という誤解も、修正する必要があるのです。

●「待てる」ことが回復

　当事者や支援者の声（32〜33ページ）を読んでいただいたところ、先生が注目したのは、覚せい剤依存からの回復過程で不眠に苦しんだエピソードです。

「覚せい剤はすぐに効きますから、それに慣れると、不眠だって早くなんとかしたくなりますよね。覚せい剤に限らず薬物依存症者は、素早く効くものに慣れています。すぐに眠りにつきたい、気を失うように眠りたい、ギリギリまで活動していてガツンと眠りたい……」

　おや？　まさにPART１の垣渕先生と同じような、同じ言葉が飛び出しました。

「アディクトはみんな、待つことが苦手です。特にやめ始めは、待つことがつらい。眠りでも他のことでも、今すぐではなく『待てるようになる』ことが回復なのかもしれません」

　また、行動制限がかかっている環境では「眠れない」訴えが多くなりがちだといいます。
「入院中でも、施設に入寮していても、それは起こります。この訴えに漫然と睡眠薬を出してしまえば、窮屈な日々の中で眠れないことだけに注目しやすく、依存も形成されやすくなります」

　こんなふうに眠りの問題に意識が集中することで、本質的なことが置き去りになってしまう場合も……。
「たとえば、日中の緊張感がとても強くて、仕事を限界までがんばりながらイラ立ちの中で過ごしているとします。そのまま夜もあれこれ考えて『眠れない！　早く寝なければ！』と焦っているとしたら、これは睡眠というより、過剰適応の問題かもしれないですよね。こんなふうに、夜眠ることだけでなく、生活全般を見直すことが必要な場合は多いです」

覚せい剤をやめた後で

宿輪龍英（薬物依存症）

覚せい剤をやっている時は、眠くなるまで寝ない、というか気絶するまで起きているので、不眠を感じる暇もありませんでした。2、3日起きて、1日寝るような生活をしていました。

薬を切って、精神病院に入院している頃から、不眠で、眠剤が手放せなくなりました。いったんやめて新聞配達の仕事につきましたが、ドロップアウトしてまた精神病院に入院。何度かいろんな病院に入院しましたが、とにかく寝つきが悪く、眠りが浅く、何度も目が覚めてしまいます。追加の眠剤を出してもらっても、すぐに目が覚めます。

ダルク入所と同時に精神薬を全部切ってから、体調も良くなり、睡眠薬いらずになりました。睡眠薬を飲むことが、不眠をどんどんひどくしていたような気がします。振り返ると、入院中は体もほとんど動かさず、頭も動かさず、食べて寝ての繰り返し。不眠も致し方ないと思います。

最近は、薬を飲まずとも寝つきも良く、なんであんなに眠れなかったのかと思うくらいです。

眠れない訴えが続く

S J（薬物の回復施設スタッフ）

施設の利用者は利用を始めた当初はほぼすべて、眠剤と安定剤がセットで出ています。その後に減らしていく人もいれ

ば、ずっと飲んでいる人もいます。

　処方が終わると、「眠れない」という訴えが続く人が多いです。

　特に、頭のぐるぐるを止めるためにダウナーを使ってきたような発達障害系の人は、薬も処方もなくなると、さまざまなことにとらわれて、延々考えてしまい、眠れない、という声をよく聞きます。

カフェインの悪循環

まき（AC）

　疲れとストレスがあるのに、なかなか眠れず、疲労がつのっていたので、昼間は自分をもたせるため、強迫的に一日中コーヒーを飲んでいました。仕事がハードになるにつれてコーヒーの量が増えました。

　それでよけい眠れず、夜12時ぐらいから2時ぐらいまでベッドの中で本を読んだりいろいろやって、2時ごろからは暗い中で悶々としながら何度も起き出してはタバコを吸い、4時頃になって意識を失い、6時半に起きて仕事に行く。そして週末は寝だめ。

　こんなどん底状態が数週間続いて、へろへろで限界でした。

　病気になったのを機に生活を全部見直すことになり、カフェインを断ちました。仕事も変わり、いつしかまあまあ眠れるようになりました。というより、眠りにとらわれなくなりました。

PART3
眠りの工夫

大事なのは、
寝る時間より起きる時間！

【監修 栗山健一】

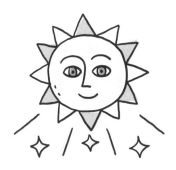

ここで、睡眠の専門家を訪ねてみることにしました。厚生労働省の「健康づくりのための睡眠指針」検討会委員も務めた栗山健一先生によれば、睡眠薬を使う以外に、うまく眠るための工夫はいろいろあるそうです。
さらに栗山先生の研究のひとつ、「睡眠と恐怖記憶」についてもお話をうかがいました。

国立研究開発法人国立精神・神経医療研究センター（NCNP）精神保健研究所「睡眠・覚醒障害研究部」の部長を務める栗山健一先生はこう話します。
「眠れない経験が続くと、よく眠れることに過度に注目するようになりやすいのです。眠りをよくしようとすればするほど、眠れなくなるパラドックスも起こります。むしろ今寝てはダメという状況のほうが眠くなることはよく経験します」

　子どものころに遠足の前夜、なかなか寝つけなかった経験は、多くの人が持っているのではないでしょうか。わくわく興奮していれば覚醒レベルが上がって、眠りにくくなります。そこへさらに「なかなか寝られない。明日寝坊したら困るのに」と不安になり「早く寝なければ！」とがんばったら、いよいよ眠れなくなるのです。
「そもそも、人は毎日同じように眠れるはずだ、というのが、誤解のもとです。たまたま眠れない日だってあります。そして、起きなければいけない時間から逆算して寝る時間を決める……これも大きな間違いです」

　えっ……？

●一日で最も眠りにくい時間

　いつも遅刻ギリギリで家から飛び出す人がいるとします。もっと早く起きなければ！　と考えて、早く起きるために早く寝なければと決めました。ところが……。

　ふだん入眠する時間の2〜3時間前というのは「睡眠禁止ゾーン」と呼ばれ、実は一日中で最も眠りにくい時間帯なのです。その時間に眠ろうとがんばれば、ベッドの中で悶々と眠れない時間を過ごすことになります。この経験から「また眠れないかも」という不安やストレスが生じ、それが不眠を悪化させてしまうのだとか！

「寝る時間はきっちり決めないほうがいいのです。何時でもいい、眠くなってから布団に入ることです。布団に入るのが遅くなったとしても、朝は毎日同じ時間に起きるのがおすすめです」

　決まった時間に起きたら、日の光を浴び、朝食をとります。日中は十分身体を動かします。そのことによって自然と、夜に眠くなるタイミングがそろってくるのです。

「眠りで困っている人は、あやまった習慣を正すことがまず先です。不眠で受診する患者さんも、今までの思い込みを修正して生活習慣を変えたことで、薬を使わずよくなる人が少なくありません」

　次のページに、栗山先生が検討会の委員を務めた厚労省の「睡眠指針」から、眠りの改善に役立つ情報をご紹介します。

知っておきたい睡眠の知恵

(厚生労働省「健康づくりのための睡眠指針 2014」を改編)

就寝時間でなく、起床時間を決める

起床時刻から逆算して寝る時間を決めるのは NG。寝床に入るのは眠気が出てから。寝るのが遅くなっても、起きる時間は一定に。

太陽の光で体内時計をリセット

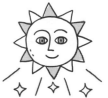

「体内時計」は起床直後の太陽の光を手がかりにリセットされ、リセット後 15 ～ 16 時間で眠気が出現する。くもりの日でも、屋外は室内の 5 倍以上の明るさ。起きたらカーテンを開けて外の光を浴びよう！
なお、起床前に寝室を少しずつ明るくすると、目覚め感がよくなる。遮光カーテンではなく光が漏れるぐらいがおすすめ。

昼寝は 30 分以内で

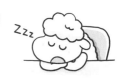

昼寝するなら午後の早い時間に 30 分以内で。それより長いと、夜間の睡眠をさまたげる。

朝食・適度な運動

しっかり朝食をとることは、朝の目覚めを
うながす。適度な運動は、入眠を促進し、
中途覚醒を減らすことにつながる。一日の
リズムにメリハリをつけよう！　なお、就
寝直前の激しい運動や夜食は、入眠をさま
たげるので注意！

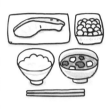

アルコール・喫煙・カフェインはNG

寝酒は中途覚醒が増えて睡眠が浅くなる。
ニコチンには覚醒作用がある。カフェイン
も入眠を妨げるので、就寝前3〜4時間
のコーヒーやお茶は避けよう。

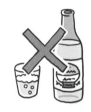

「寝だめ」はできない

週末の寝すぎはリズムを崩す。平日と同じ
ぐらいの時間に起きるのが Good！　ま
た、睡眠をあらかじめ「貯めておく」こと
はできない。

●睡眠時無呼吸に注意

　栗山先生に、睡眠で悩んでいる人の声（44 ～ 45 ページ）も見ていただきました。情報が限られているので、以下はその答えではなく、一般的なアドバイスとしてお読みください。

　まず先生が注目したのは、睡眠時無呼吸症候群について。「うつ病の人にはかなり高い割合で、睡眠時無呼吸が見られることがわかっています。また、睡眠時無呼吸がさまざまな精神疾患を発症する素地となったり悪化させることが往々にしてあります」

　逆に、ＣＰＡＰ（シーパップ＝睡眠中に鼻にあてるマスクなどの機器を装着し、気道を広げて無呼吸を防止する治療法。保険適用）などを使って睡眠時無呼吸が改善することで、精神症状もよくなる場合があるそうです。だから、いびきがひどいなど思い当たることがあったら、ぜひ検査を受けてほしいと先生は話します。

　ちなみに多量飲酒も、睡眠時無呼吸のリスクを高めることがわかっています。そのためアルコール依存症の人が断酒したらいびきが消えた、というケースもあります。一方、変わらず続く場合はぜひ検査を。

「体の不調と心の不調とは、密接に関連しています。生活習慣を整えることは、思った以上に効果的なのです」

　その例としてもうひとつ先生が挙げたのが、「睡眠関連摂食障害」です。夜中に起き出して、無意識のうちに高カロリーの食事をとっている。料理することもあるが、本人はほぼ記憶にない……。

「こうした患者さんは、聞いてみるとほとんどの方は朝ご飯を食べていません。昼・夜・夜中という食事のパターンが、体内リズムを乱しています」

　背景にさまざまな問題はあるにせよ、まずは「夜中に食べてお腹がいっぱいだったとしても、朝起きて、朝ご飯を食べる習慣に戻してください」とアドバイスします。これでよくなってしまうことも多いとか。

　睡眠の困りごとを抱えて、一人で生活習慣を変えるのが難しい場合、ＮＣＮＰ病院で行なわれている認知行動療法のプログラムへの参加を促します。作業療法士の指導でその人に合ったリラックスの方法などを練習できるほか、自分と同じ悩みを持つ人と出会えたり、誰かが「これをやってみたら、うまくいった」と話すのを聞いて「自分もやってみよう」と思えたりする効果もあります。

●「不眠」で自分を守る？

　さて、ここから話は変わるのですが――。

　栗山先生は睡眠に関する数々の研究に取り組んできましたが、そのひとつが「睡眠と恐怖記憶」についての研究です。

　一般の協力者をつのり、自動車の運転者目線で作られた2種類の映像を観てもらいました。ひとつは人身事故の映像。もうひとつは事故を起こすことなく安全運転している映像。これを視聴後、ふつうに睡眠をとったグループと、映像を観た夜に徹夜してもらったグループとで、その後どうなるか調べました。

　翌日、事故映像の前半部（事故が起きる前）から抜き出し

た静止画と、安全運転映像の前半部の静止画を示し、「この画像を観たことがあるか」「観た時の気分はどうか」を質問し、皮膚の電気抵抗によってストレス度合いを測定します。

　いずれのグループも、事故へとつながる静止画のほうが、より記憶に残り、イヤな気分を呼び起こし、ストレス反応も大きいという結果でした。ただし徹夜グループでは、記憶の確度が低く、感情面の反応も低い傾向が見られました。

　決定的な違いが出たのは、映像を観てから3日後のこと。

　睡眠グループでは、事故へとつながる静止画だけでなく安全運転の静止画でも、同じようなストレス反応が起きたのです。それに対して徹夜グループでは、安全運転の静止画に対するストレス反応は事故の静止画に比べ明らかに少ない状態でした。

　つまり、睡眠グループのほうに何かが起きたことになります。いったい何でしょうか？

「これは、『記憶の般化』と呼ばれる現象です。般化とは、類似のものに広がっていくことを言います」

　通常の睡眠をとったグループでは、交通事故を起こす恐怖場面について、睡眠中に記憶の強化が行なわれ、般化が生じた結果、安全運転の画像でもストレス反応が高まりました。「般化が起きることで、恐怖場面そのものだけでなく、似たような状況でも恐怖に遭遇しないように気をつける、という効果が生まれます。つまり自分を守るための行動変容につながるのです」

　恐怖記憶は睡眠によって般化が強化される、ということを実証したこの研究は、その後、イギリスやアメリカで行なわれた研究でも裏付けられました。

「ショックの度合いが強いほど、般化が生じやすくなります。それは危険から身を守るためですが、あまりに衝撃的な出来事では、般化の程度が大きくなりすぎて、危険ではないものまで怖くなってしまう、ということも起こります」

　こう説明されると、トラウマを抱えた人の「回避」症状にも納得がいきます。その出来事を思い起こさせるような状況や場所などを避けようとして、生活の範囲が狭まり、安全感が失われてしまうのです。

　ですから、あまりにショックなことがあったあとで眠れなくなるのは「記憶の般化を防いで、自分自身を守っている」のかもしれないと、栗山先生は言います。
「だとすると、薬を使って不眠を改善することが必ずしも正しいとは言えないのでは、という疑問もわきます」

　ショックのあとで数日から1週間ぐらい眠れないのは、むしろ正常な反応と考えたほうがよいというのです。

　それ以上たっても眠れない状態が続く場合は、不眠が身体へのダメージにつながったり抑うつを招いたりすることもあるため、適切な眠りへの支援が必要ですが……。
「さらに、トラウマ症状が慢性化したPTSDとなると、不眠や悪夢による苦痛感が強いので、話はまた別です」

　では次に、トラウマと睡眠について探っていくことにしましょう。

眠りにつこうとすると怖いことを思い出す

オフィーリア（アルコール依存症者の妻）

夫はもともと不眠症で、寝るために酒を飲み始めたそうです。

断酒後、寝る時にすごく明るい手元灯をつけっぱなしにするので、もっと暗くないと寝にくいと私が文句を言うのですが、どうしても消してくれない。自分の顔のところに煌々と明かりをつけて本を読み、バタッと意識を失って死んだように寝る、という入眠パターンでした。

普通は、まわりを暗くして、布団に入って、目を閉じて、静かに眠りにつくのではと思うのですが「嫌なことや怖いことを思い出すから」それは嫌だと。

だから読書しながら、またはリビングで映画を見ながら、そのまま朝まで寝る。まあまあ寝られるようでしたが、やはり疲れがとれないみたいで心配でした。

それで一考。ポータブルのDVDプレーヤーを買い、枕元に置いて、イヤホンで音だけ聞きながら寝るようにしたら、本を読むための明かりよりは暗くても寝られるように。

その後、睡眠時無呼吸症候群の診断を受け、今はCPAPをつけて寝ています。

めっちゃ熟睡できるそうです。ただし今も枕元に明かりはつけてます。

過食と睡眠障害

なつき

　眠剤を飲んでも寝られないのに、過食をすると眠れました。本当は吐いてから寝たいのに過食してそのまま寝てしまうことが多く、起きた時の気分は最悪でした。過食しながらなので布団で寝ることはなく、電気はつけっぱなしで床で寝ていました。

　満腹なことや、電気がついていること、床で寝ていることからか、何度も起きるし、寝た気にはならずに朝を迎えることが多かったです。

　過食を我慢するようになったら、夜中に起きて無意識のうちに、半分寝たままの状態で過食をするようになりました。夜中に何度か起きて食べてしまっている状態です。

　朝起きると、枕元には食べたあとのゴミが散乱していて、身体はむくみ、胃はもたれています。

　摂食障害、食べるということが、休息時間である睡眠にまで食い込んできて、日々疲れがたまり、それがまた過食につながるようなこともあり困っています。

PART4
トラウマ

悪夢も、
回復のプロセス

【監修 白川美也子】

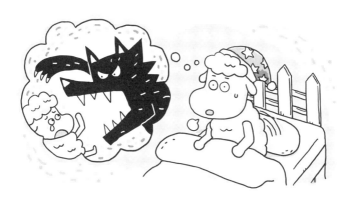

トラウマ治療の専門家、白川美也子先生のもとを訪ねました。
白川先生がまず説明してくれたのは、PTSDと睡眠障害の、切っても切れない関係です。

　白川美也子先生は、不眠に悩む患者さんにこんなふうに説明しています。
「トラウマ記憶は、脳の中に冷凍された記憶です。その時の言葉にならない感覚や感情が、そのまま冷凍保存されています。その冷凍庫を意識の外に出して、扉があかないように押さえているのが『覚醒』の力です」
　ところがリラックスして覚醒水準が下がってくると、ふっと扉が開いてその記憶が溶けだしてきます。
「中身は生々しいトラウマですから、覚醒水準が上がります。このようにして、ピリピリとした過覚醒を基盤に、浅い睡眠と覚醒を繰り返すことになりがちです」

　明け方になってようやく眠りに落ちることも、めずらしくありません。眠れば眠ったで、レム睡眠下で記憶の処理が始まります。
「トラウマ記憶の解凍作業が始まると、それが悪夢になるんです」
　特に事件や事故など単回性のトラウマ体験によるＰＴＳＤの場合、まさにトラウマ体験の生々しい場面がそのまま夢となることがあり、恐怖の中で目覚めることになりがちです。

　一方、トラウマが慢性化した複雑性ＰＴＳＤだと、具体的な体験がはっきりせずに、漠然とした怖い感じや、象徴的な場面が繰り返されたりします。

　いずれにしても、入眠困難、中途覚醒、早朝覚醒、熟眠困難という4つの睡眠障害が出そろうことになります。

●夢の中身が変化する

　それでも「悪夢は、回復過程にあるからこそ出てくるものなんです」と白川先生は言います。

　覚醒時のフラッシュバックは現実の中に過去のトラウマ体験がそのまま入り込んでしまう現象ですが、悪夢はトラウマ記憶の処理が開始されて「トラウマ体験がすでに睡眠にくるまれている」のだというのです。一体どういうこと……？

「目が覚めた時に、怖かったけど夢だった！　と思いますよね。これは過去のことで今の現実とは違うと、検証する機会が与えられるんです。フラッシュバックを起こした時より区別しやすいんです」

　なるほど！

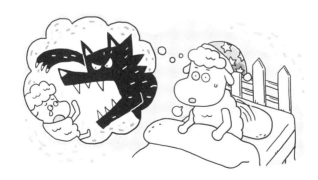

悪夢の内容が変化していくことも、しばしば見られるそう
です。
　たとえば、最初はレイプの加害者に襲われる夢だったのが、
別の知らない人に襲われる夢になり、さらに別の設定で事実
との距離ができていったり、孤立無援の夢しか見なかった人
が誰かに助けを求めていたり、「ノー」の意思表示をしてい
る夢が見られるようになったり……。

●眠るのが怖い

「そうは言っても、悪夢によって眠れないよりは、少しでも
眠れることが大切です。睡眠不足は、解離症状を悪化させる
ことがわかっています。理想的な睡眠じゃなくていいんです。
こま切れでも、ちょこっとした昼寝でもいいので、眠れるな
らば眠ったほうがいい」
　そこに立ちはだかるのが、眠ることへの恐れです。悪夢は
もちろん、まどろみの中でのフラッシュバックも、睡眠への
恐れにつながりやすいのです。たとえば覚醒時は家族と安心
できる関係がつくれているのに、寝ている間の夫の寝返りや、
子どものぐずり夜泣きでフラッシュバックが起きてしまった
りするといいます。
「フラッシュバックは、覚醒水準が低い時にはちょっとした
引き金で起きます。当事者の声（55 〜 56 ページ）にある『眠
りが怖い』という思いは、まさに、トラウマを抱えた人の多
くが体験していることなんです」

●凍りつく睡眠

　眠れないのとは逆に、慢性的なトラウマを抱えた複雑性Ｐ
ＴＳＤでは、日中に強い眠気に襲われてしまう過眠や、解離
睡眠という現象も見られます。
「過眠は、トラウマによる心身の調節障害が関係しています。
一方、解離睡眠とは、たとえばグループの中で自分と似たト
ラウマ体験が語られ始めたとたんに、それが引き金となって、
カクッと寝てしまうような現象です」
　これに通じる場面があります。野生動物が肉食獣に襲われ
た時、ガブッと噛みつかれる寸前に感覚を遮断し、苦痛を感
じなくなるのです。一種の解離ということもできます。

「解離にも段階があって、刺激によって覚醒水準がぐんと上
がり、戦うか逃げるか（fight-or-flight）反応を起こしてい
るのが『オン』の解離です。その段階からさらに限界を超え
ると、背側迷走神経系が突如活性化し、凍りつき反応（freeze）
を経てシャットダウンが起きたりします。これが『オフ』の
解離です。解離睡眠は、眠りというよりシャットダウンなの
です」
　背側迷走神経系という、聞き慣れない言葉が出てきました。
これは一体……？
「ポリヴェーガル理論という新しい考え方なんです」
　従来は、自律神経系を交感神経・副交感神経の２つで説
明しますが、ポリヴェーガル理論では副交感神経を「背側迷
走神経」「腹側迷走神経」の２つに区分し、交感神経と合わ
せて３つの神経系に分類します。進化の過程では、背側迷

走神経→交感神経→腹側迷走神経の順に発達してきたと考え、系統発生的にもっとも新しい腹側迷走神経は、哺乳類に特有のものとされています。

　さて、話は戻って、シャットダウンによる解離睡眠が起きた状態から、徐々に動きを取り戻し、腹側迷走神経系が働くと、通常の社会生活ができ人とつながれる覚醒水準に戻ります。

　この、オンにもオフにもならない覚醒水準の範囲を「耐性の窓（耐性領域）」と呼ぶのですが、虐待などの慢性的なトラウマを抱えた人は、この領域が狭く、小さな引き金で限界を超えてしまいやすいのです。

　だから、耐性の窓が広がっていくことが、回復のひとつの形でもあるのです。

●リラクセーションが使えない

　深刻なトラウマを抱えた人には、睡眠薬が効きにくいことがあります。それを何とかしようとベンゾジアゼピン系薬剤を多量に使ったりすると、解離しやすくなるので要注意です。「トラウマを抱えた人の問題は、入眠以前のピリピリした覚醒状態なんです。眠りに入れるレベルまで覚醒水準が落ちないと、いわゆる睡眠薬は効きません」

　そこで、ＳＡＲＩやＳＳＲＩなどの抗うつ薬が、覚醒水準を下げるのに有効です。これで眠れる場合もあるし、ピリピリを鎮めた上でその人に合った睡眠薬を処方する場合もあります。そして同時に、自分で覚醒水準を下げる方法を練習してもらいます。

外界集中型自己催眠技法「５４３２１法」

『Resolving Sexual Abuse: Solution-Focused Therapy and Ericksonian Hypnosis for Adult Survivors』by Yvonne M. Dolan より（白川改変）

見えるもの、聞こえるもの、感じるものを、順番にあげていきます。なお、**就寝時には、見えるものを飛ばして、聞こえるもの、感じるもの**で行ないます。

①**まず、見えるもの５つ**──いま目に入るものを順番に５つ口に出します。「天井が見えます、テーブルが見えます、床が見えます……」というように。このとき、同じことをくりかえしてしまってもかまいません。

②**次に、聞こえるもの５つ**──いま聞こえるものを順番に５つ口に出します。「外を通る車の音が聞こえます、空調の音が聞こえます、風の音が聞こえます……」というふうに。このとき、同じことをくりかえししてしまってもかまいません。

③**次に、感じるもの５つ**──いま感じているものを順番に５つ口に出します。「膝に置いている手の温かさを感じます、スカートが足に触れるのを感じます、足の裏が床についているのを感じます……」。このとき、同じことをくりかえししてしまってもかまいません。

④**見えるものを４つ**順番に言います。**聞こえるものを４つ**順番に言います。**感じるものを４つ**順番に言います。

⑤**このように、３つ、２つ、１つ、とあげていく**うちに、３つ言ったのか、２つ言ったのか、なんだかわけがわからなくなってきますが、それはそれで、うまくいっている証拠なので、気にしないで続けてください。
１つまでいったら、また５→４→３→２→１と、くりかえしてください。数回くりかえすと、かなりリラックスしたり、眠くなったりするはずです。

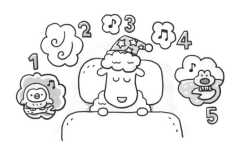

「トラウマのある人の場合、ふつうのリラクセーション技法が使えないこともあるのです。リラックスすると、がんばって抑え込んでいたトラウマ記憶が活性化して、フラッシュバックが起きそうになるので」

そういうときには、前ページの「５４３２１法」のような外界集中型自己催眠技法が役に立ちます。

入眠時に限らず、落ち着かない時、不安やネガティブな考えに頭が占領されそうな時、フラッシュバックやパニック発作が起きかけた時にも使えます。

●こんな日もあるさ

最後に白川先生は、当事者の声の一節に注目しました。「不眠だった名残からか、不規則さがつらくありません。そこは、メリットかな」という部分です。

「すごくいいですね！　眠りにあまりこだわらず、日々をどう過ごすかにエネルギーを向けることも大切だと思います。まずはトラウマによる不眠のメカニズムを知り、その人なりの安眠態勢を整える。ちょっと明るいほうがいいとか、音が流れているほうがいいとか、通常とは違うこともよくあります。対処をしても眠れなければ、『こんな日もあるさ』と諦めて、起きて何かするのも手です」

眠るのが怖い

武田孝子

　性被害を受けて PTSD になり、睡眠がうまく取れなくなりました。恐怖がそのまま呼び起こされ、眠るのが怖い、眠ってもリアルな記憶が夢となって現れ飛び起きる、という毎日でした。

　心療内科でお薬をもらうと、しばらくは眠れるものの、また悪夢にうなされる。するとお薬が増える、の悪循環でした。

　そのうち自傷行為に依存するようになり、リストカットや大量服薬をやめられなくなりました。眠れないのがいけない、起きてたらリストカットしたくなる、ということで、お薬は限界量近く処方されました。

　それでも眠れなくなり、不眠症治療薬を静脈注射。やがて２アンプル注射してもらうようになり、注射に依存するようになったので、やめる方向で進んでいきました。

　自傷をやめ、お薬に頼らず眠れるようになったのは、断酒会に通い始めてからです。振り返ってみると、トラウマや依存に効くのは薬ではなく、人とのつながりだったのかなと思います。

　今はほんの少しのお薬を飲んでいますが、ゼロに向けて進めているところです。

　回復しながら看護師になり、現在夜勤がありますが、不眠だった名残からか、不規則さがつらくありません。そこは、メリットかなと思います。

子どもの寝返りも敵襲

A・K

　虐待による複雑性 PTSD です。昼寝をすると解離の症状が緩和することがある、と主治医から言われて昼寝をしてみると、離人などの症状が確かによくなるのです。

　解離と睡眠って、ものすごく密接な関係にあるみたいですね。実際に、人格が交代したりする瞬間は、強烈な眠気が襲ってくるんです。それはもう、抗えないほど強烈な眠気です。

　一方で私は、眠ることは無防備な姿を晒す危険行為であると感じて生きています。いまだに子どもの寝返りひとつを敵襲だと思ってしまって、一瞬で飛び起きると膝立ち臨戦体勢になってパンチを構えてしまいます。

　きっと戦場帰りの方なんかもこういったトラウマと戦いながら、睡眠を強く恐れるのだろうなと思っています。寝ればよくなる確定なのに、寝るのが怖くて無理というジレンマです。

PART5
発達障害

年齢によって
困りごとが変わる

【監修 堀内史枝】

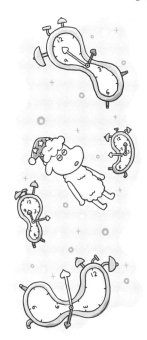

続いてお話をうかがったのは、堀内史枝先生。児童青年精神医学と睡眠医学が専門です。
ADHD（注意欠如・多動症）やASD（自閉スペクトラム症）をもつ子どもや大人の「眠りの困りごと」に対応することも多く、発達障害と睡眠についての講演も行なっています。

「発達障害があると、定型発達の場合よりも睡眠の悩みを抱えることが多い傾向があるんです」

　堀内史枝先生は。そう説明を始めました。

　国内外のさまざまな研究で、次のようなデータが挙がっています。

《睡眠障害の併存率》
ＡＤＨＤ児　35 〜 70%
ＡＳＤ児　50 〜 80%
定型発達児　11 〜 37%

　そして眠りの困りごとは、年齢によって大きく変わってくるといいます。

「小さい頃は、とにかく夜寝てくれない、という親からの相談が多いです。電気を消す音など小さい音で起きてしまう。夜中じゅう抱っこしていたとか、ドライブに連れ出して車の振動で寝かせたとか。親が電気を消して寝たふりをしても、平気で遊んでいるというようなことも、よくあります」

●思春期を境にして

　それが小学校高学年から中学生ぐらいになると、様相が変わってきます。
「学校でいつも寝ている」「先生が起こしても起きる様子がない」など昼間の眠気をめぐる訴えが多くなるのです。
　一般に思春期には、眠気が増強し、睡眠相が後退する（起きる時間と寝る時間が遅くなり、遅寝遅起きになる）とされています。発達障害があるとこれに輪をかけて、耐えがたい眠気や、入眠と起床の時刻が日によってばらばらになったり、どんどん後ろにずれていったりと、睡眠・覚醒リズムの乱れが出現しやすいのです。

「中学生や高校生の頃って誰でも、朝寝坊したり、授業中に居眠りしたりって、ありがちですよね。でも日中の眠気のレベルが違う子たちがいます。たとえば3時間目に爆睡した場合、4時間目は何とか授業が受けられるのが一般的な中高生の眠気で、給食まで寝続けるのが病的な眠気といったところでしょうか。……そういうレベルなんです」
　これは発達障害による眠気の場合のほかに、ナルコレプシーや特発性過眠症といった過眠障害による眠気の場合も考えられるそうです。
　また、ＡＤＨＤの治療薬によって睡眠の問題が起きる場合もあるとか。
「一概には言えませんが、グアンファシン塩酸塩（商品名インチュニブ）は日中の眠気が強くなる可能性が高く、一方でメチルフェニデート塩酸塩（商品名コンサータ）は寝つきが

悪くなる可能性があります」

● メラトニン不足でリズムが狂う

　学生時代は朝、起きられずに困っていたけれど、社会人になったのを機に、一日のリズムを周囲に合わせて、どうにか起きられるようになったり、仕事となれば自分で動く場面が多くてそこまで眠くならないなど、日中の眠気が軽くなったりすることは少なくありません。

　その一方、睡眠・覚醒リズムの障害が続く人もいます。堀内先生は、こんな例を話してくれました。

　あるＡＳＤの20代男性は、起きられないため留年を繰り返し、結局卒業できませんでした。

　睡眠の記録をつけてもらうと、どんどん後ろへずれていく典型的なパターンで、ある日は正午ごろ寝て夜8時ごろに起きる、その数日後には午後2時に寝て夜10時に起きる、数日後には午後7時に寝て朝3時に起きる……という具合です。

「体内時計は、実は24時間ではなくて約25時間周期なんです。地球の自転とは1時間近くずれているんですね。私たちは朝に光を浴びたり、学校や仕事に行くことで、ずれを調整しています」

　そのため生活のリズムがずれて朝起きなくなると、いよいよリズムが後ろにずれていきがちなのです。

「さらに、ＡＳＤ特性がある人では、そもそも体内時計を働かせるためのメラトニンの産生量が低下している場合があります」

　そこで、この男性の場合は、まずは起床時刻を午前10時

に固定するなど睡眠教育を行なった上で、メラトニン受容体作動薬のラメルテオン（商品名ロゼレム）を処方しました。

「意義を理解して納得できれば、モチベーションが上がってがんばれるんですね。同じ時刻に起床するリズムができ、やがてだいたい同じ時刻に入眠できるようになりました」

とはいっても、昼間にやることがなければ簡単に元の状態に戻ってしまいます。昼間の過ごし方を考え、日中の活動性を維持できる日常を計画しました。

「睡眠の問題は、『夜』だけで考えようとするのではなく、日中の生活と両方を考えることが大事なんです」

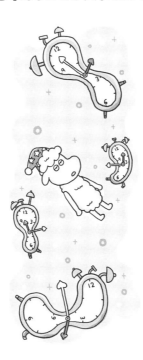

●昼寝と寝だめは要注意

　中高生の場合、生活全体を整える上で、昼寝や夕寝の問題も大切なポイントだと先生は言います。「夜眠れない」と訴える高校生の話をよく聞いてみると、学校から帰るとベッドに横になり、夕食までぐっすり眠っているとわかったりする場合が多いのだとか……。
「昼寝も10分や20分で切り上げられればいいのですが、発達障害の有無にかかわらず、中高生は3〜4時間寝てしまう場合も少なくありません。どうしても眠いときは、横にならずに机につっぷして10分〜20分程度仮眠をとることをおすすめしています」

　週末の寝だめも、基本ＮＧとのこと。
「ふだん睡眠を削ってがんばっているから、土日にガッツリ眠りたくなるのだと思いますが、週末に寝だめをしすぎると日曜日の夜にうまく眠れず、結局は月曜日からよけいつらくなる場合が多いです。睡眠は、質と量だけでなく規則性が肝腎です」

　夜うまく眠れない場合、寝る時間を規則正しくしようとするよりも、まずは朝、決まった時間に起きるリズムをつくることが大切です。ただ、最初から無理をしないこと。

　いつも正午頃起き出している人が、明日から朝9時に起きようとするのは無謀です。たとえば最初は11時に起きる計画を立て、2週間ぐらい続けられたら10時半、それが続いたら10時……と時間をかけて起床時間をずらしていくのがコツだといいます。

「一人では大変です。お家の方や治療者など、日々のがんばりを評価してくれる人が必要だと思います」

●「過覚醒」と「低覚醒」

これまで、ＡＳＤについては、覚醒度が高いのか、低いのか、変動性があるのか、仮説が入り乱れてきました。結局のところはどうなのでしょうか？

「近頃は、ＡＳＤは過覚醒状態と関連が深いという説が有力になっています。過覚醒なのだと考えれば、ＡＳＤに見られる感覚過敏も理解できます。刺激に反応しやすい特性も、不眠の一因となっているかもしれません」

これに対して、ＡＤＨＤは低覚醒状態だという説が有力だそうです。活動的な印象とは裏腹に、実は覚醒度が低いというのです。

「むしろ覚醒レベルを何とか維持するため、多動になっているとも考えられます。だから自分にとって刺激的ではない状況では眠くなってしまうのかもしれません」

実際、ＡＤＨＤの人の37％に、日中の過度の眠気が見られるという海外の報告もあります。

ちなみに、睡眠時無呼吸症候群の子どもが、ＡＤＨＤと誤解される例もあるとか。というのも、睡眠時無呼吸による昼間の覚醒度の低下や眠気があると、子どもは「眠い」と自覚できず、多動になったり、不注意（授業中ボーッとしている）になったりすることが多いためです。睡眠時無呼吸症候群の治療を行なえば、ＡＤＨＤ的な症状はおさまる可能性が高いといいます。

「ＡＤＨＤと睡眠に関しては、この５〜６年で世界的に論文の投稿が急増していて、まさにこれからという分野です。子どもだけでなく発達障害のある成人にも睡眠の問題が多いことが、各国で指摘されています」

　ＡＳＤとＡＤＨＤを併せ持っている人も多いことから、睡眠の困りごとも複雑になりがちです。
　堀内先生は眠りのための身近な工夫として、次のようなヒントをくれました。
「早く寝なければならないと焦ると、逆に眠れなくなります。眠れないときは無理に眠ろうとがんばらず、いったん布団から出ましょう。心が落ち着く自分なりのルーティン（入眠儀式）を準備しておくことをおすすめします。たとえば激しくない音楽を流すとか、刺激的でない本を読むとか。小さい頃、読み聞かせをしてもらって眠りについたように……」

発達障害　当事者の声

強制終了のような眠さ

Hoshi

　朝まったく起きられなくなることがあったり、強制終了するみたいな眠さがいきなり襲ってくる日があります。今まで、学校や会社で眠らないように、シャーペンで太ももを刺したり、爪の付け根をえぐったり、無水カフェインやエナジードリンクを過剰に飲んだりしてました。

　発達障害の診断を受け、投薬で改善したので、今ではシャーペンで刺したりすることはなくなりました。朝、薬を飲まないと、会社で昼までに倒れそうになりますが……。

ハマった理由

A・K

　私はアディクション当事者で、発達障害の特性を持っています。私の周りにいる発達系の人は、全体的にカフェイン取りすぎな傾向があります。

　そもそも発達障害でありながらのアッパードラッグ・アディクトは、常に眠かったり脳がボーッとした感じがあるから、シャキッとしたくて摂取してたらハマっちゃったという経緯を持ちがちです。

ワサビを口にねじこむ

　私はアルコール依存症で発達障害もあります。依存の真っただ中では、アルコールで毎日ブラックアウトして半ば気絶するように寝ていました。起きられず、よく会社に遅刻しました。

　起きるために、ワサビを口にねじこんだり、駅員用の特殊な目覚ましを10万円かけて購入するなどしましたが、酒を飲んでいる限り、遅刻は続きました。

　起きられない不安で眠れず、不安に耐えかねて酒を飲み、飲むからよけい起きられないという繰り返しでした。

　依存症の回復過程では、軽度の不眠に対して漢方薬を処方されました。今は軽快しています。

PART6
うつ病・双極性障害

不眠・過眠・昼夜逆転をどうするか

【監修 張 賢徳】

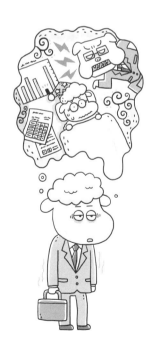

最後に訪ねたのは、日本うつ病センターの診療部門である六番町メンタルクリニックです。
自殺予防対策にも長年取り組んできた、院長の張賢徳先生に話を聞きました。

　ネット上では、うつ病や双極性障害と不眠について、さまざまな情報が出てきます。「不眠があると、うつ病のリスクが跳ね上がる」といった説明も目にしました。……えっ、不眠を放置すると、うつ病になりやすいのでしょうか？
　そんな疑問をまずぶつけてみると、張賢徳先生は穏やかな声で説明を始めました。
「確かに、うつ病の人の8割以上に不眠があると言われます。だからといって、不眠がうつ病の原因になる、というわけではないんです」

●交感神経が引っ込まない

　うつ病の一部には遺伝的な背景をもつものもありますが、大半は過剰なストレス状況がきっかけとなっています。
「ストレスや心配ごとがあるとき、私たちは交感神経優位になります。ストレスに対応して必死でがんばろうとするためです」
　内臓の動きや生体リズムをつかさどる自律神経は、意識ではコントロールできません。通常は活動する昼間は交感神経が優位で、日没とともに副交感神経優位に切り替わります。

「ところがストレス下では、陽が沈んでも、交感神経が引っ込まずにがんばり続けてしまうんです。すると、夜になって寝ようとしても、神経がピリピリとしてあれこれ考えては目が冴えてしまう。身体はぐったりしているのに、寝つけないんですよ」

　ようやく寝たと思っても、交感神経が引っ込まずにいるため眠りが浅く、中途覚醒が多くなります。脳を休ませるためには深いノンレム睡眠が必要ですが、レム睡眠が多くなり、ストレスに関連した夢を見たりします。

　このとき、ストレスとなっていることについて助けや改善があればよいのですが、それが得られないまま一人のがんばりが続くと、交感神経優位の状態が長引いて、いわゆる自律神経失調になりやすくなります。不眠に加えて、食欲不振、下痢や便秘、めまいなどの症状が出ることもあります。
「こうした段階を通って、精神医学的なうつ病が『完成』するのです。うつ病の診断基準には、抑うつ気分などが２週間以上続くことが挙げられていますが、実際のところ患者さんの多くは『憂うつな状態が続いています』と言ってやってくるわけではありません。心の問題より、まずは身体の変調を感じています。不眠や体調不良で内科へ行ったり、更年期障害かと思って婦人科にかかったりしているんですよね」

●「お父さん、眠れてる？」

　つまりストレス状態での不眠は、このままがんばり続けると危ない、という兆候のひとつなのです。
　張先生は自殺対策のこんなエピソードを話してくれました。

「コロナ禍では女性や若者の自殺が増加していますが、かつて1998年からの14年間は、中高年男性の自殺が社会問題となっていました。その背景にあったのは、長引く不況と終身雇用の崩壊など職場環境の変化です。自殺を防止するため、うつ病を早期発見しようというキャンペーンが行なわれたのですが、なかなか成果が上がらない。そこへ2010年『お父さん、眠れてる？』というキャッチフレーズで展開されたキャンペーンには手ごたえがありました。眠れていないことは、自分でも、家族にも、気づきやすいサインですから。不眠が続いているのは『もしかして、うつかも』『お医者さんに相談を』と呼びかけたのです」

●睡眠薬を使う手順

　さて、うつ病の不眠について、治療上はどう対応するのでしょうか。
「うつ病にともなう不眠は、基本的に、うつ病が治れば改善します。でもそれには数ヵ月単位、あるいは年単位かかるかもしれないので、不眠の訴えがある場合は多くの場合、抗うつ剤と併用して睡眠薬を使います」
　ベンゾジアゼピン系睡眠薬の連用をなるべく避けるため、まずは新しいタイプの薬から始めます。体内時計のシステムに働きかけるメラトニン受容体作動薬や、覚醒中枢の働きをブロックするオレキシン受容体拮抗薬です（12ページ参照）。
「漢方薬を使うこともあります。私がよく処方するのは抑肝散です。こうした薬で治らない場合はベンゾジアゼピン系を考えることになります。それから、深い睡眠を増やす薬としては、メジャートランキライザーや四環系抗うつ薬があり

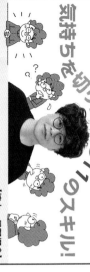
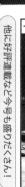

郵便はがき

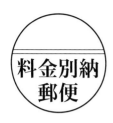

料金別納
郵便

1985年創刊

発売：アスク・ヒューマン・ケア
発行：特定非営利活動法人ASK（アルコール薬物問題全国市民協会）

〒103-0014 東京都中央区日本橋蛎殻町1-2-7-1F
最新情報はホームページ（www.a-h-c.jp）で配信中。

1冊ずつ購入した場合
4,628円 ▶ **年間購読 3,700 円**
年4冊（3・6・9・12月発行）／税込・送料無料

◆10冊以上をご注文される場合は割引があります。お問い合わせください。
◆ハガキがご不要な方はお手数ですがご連絡ください。

ご注文は☎**03-3249-2551**か オンライン
ショップへ

ます」

　ただし、夜眠れないと言っていても、よく聞いてみると昼間に寝ていることも多いといいます。また、何時間寝ないとダメと思い込むなど睡眠へのこだわりが強い場合も。

　ですから訴えのまま薬を出すのではなく、認知行動療法的なアプローチを併用して、睡眠についての誤解を解いたり、生活上の工夫を考えていくことが欠かせません。

　最近では逆に、薬への不安感を訴える患者も増えているそうです。
「この薬は大丈夫なんですか？　と聞かれることが増えたので、依存性のないものから始めるなどの手順を、ていねいに説明しています。いずれにしても『すぐに眠れて副作用がゼロ』みたいな魔法の薬は存在しません。でも、寝酒のリスクに比べたら、処方薬を上手に使うほうがよほど安全です。特に、うつ病の治療中に飲酒するのはＮＧです」

●双極性障害の場合

　こうやって、うつ病の不眠に対しては、よくよく話を聞きつつ段階を踏んで対応していくのですが、「そう悠長なことを言っていられない」のが、双極性障害の不眠だといいます。
　うつ病と双極性障害は、うつ状態こそ共通しているものの、まったく別の病気です。治療法も異なります。とはいえ実際は、躁状態が出現するまで区別がつかないことが多いのですが……。
　双極性障害は遺伝的な要素が強いのも特徴です。そして、躁状態、うつ状態のいずれでも、眠りが浅く、中途覚醒が多

くなるといいます。

「双極性障害の患者さんの場合、眠れない悩みというよりも、不眠は症状悪化のサインとして重要です。『寝ている時間がもったいない』と患者さんが言い出したら、躁状態が始まっています。『寝なくても平気です！』と本人は言っても、ある程度の睡眠をとって脳を休ませる必要があります。そうでないと、反動のうつ状態もひどくなります」

　睡眠薬としては、ベンゾジアゼピン系のほか、浅い眠りを改善するメジャートランキライザーがよい場合も。

●昼夜逆転・過眠

　昼夜逆転についても聞いてみました。

「そもそも、双極性障害やうつ病になりやすい人は、体内時計のリズムが乱れやすいのです。だから調子が悪くなると、昼夜逆転を起こしやすくなります」

　薬物療法としてはメラトニン受容体作動薬がありますが、ピタッとは治りにくいので、昼間に起きていられるような具体的な行動計画を立てることが有効です。

「そうは言っても、そもそも調子が悪いときなので、計画どおりいかないことも多いのです。夜に寝なければダメ、という思い込みを外して、トータルの睡眠時間が確保できているなら今はそれでいい、という考え方もあります。中には、それも一つのライフスタイルとして受け入れて、夜勤の仕事に就く人もいますよ」

　過眠の訴えも、うつ病患者の１割ほどに見られます。寝ても寝ても眠い、寝すぎてしまう、などです。

　かつては日中の眠気をなくすためリタリンなど中枢刺激薬が使われたこともありますが、乱用の問題も起き、今は使われていません。夜間の睡眠の質を高めるため、メラトニン受容体作動薬や四環系抗うつ薬を使う場合もありますが、実際は改善が難しいといいます。
「ですから基本的には、日中の行動計画など生活指導ということになりますが、病状が重い時にはなかなか動けません。寝ていられる環境であれば寝すぎても気にしないなど、現状を受け入れて抗わない方針もありです」
　ちなみに、過眠タイプのうつ病は、実際には双極性障害の可能性も高いといいます。そのため、状況を見つつ双極性障害を念頭に置いた薬物療法を行なうこともあります。

●0か100かではなく

　張先生は、ぜひとも伝えたいメッセージがあると言います。
「うつ病の患者さんは単独受診が多いのですが、ぜひご家族にも診察に同行してほしいのです。本人の訴えだけで判断するよりも、客観的な情報が得られたほうがいいですし、何より、家族がうつ病や睡眠障害について理解することで、本人がどうしたいか、今後どうしていこうかといった話し合いもできます」
　先生はこんな例を紹介してくれました。定年退職後の男性で、うつ症状はなくなっても不眠の訴えだけが長く残っていました。転倒して救急搬送されたのをきっかけに、ようやく息子が登場してくれたのです。
「息子さんの話を聞くと、ある程度は寝ているようなんです。それから、今までは薬を飲んだり飲まなかったり、服用の時

間もまちまちだったり、急にやめてしまったり、ということがありましたが、ご家族が薬を管理してくれることになり、結果的には最小限に減らすことができました。もしかしたら、家族が関心を持ってくれたことで落ち着いた面もあるかもしれません」

　高齢者の場合に限らず、たとえば妻がうつ病だったら、夫にぜひ診察に来てほしいと先生は話します。治療に取り組みながら家庭生活をどのようにやっていくか、情報を整理して考える必要があるからです。
「本人も、家族も、0か100かではなくいろいろな段階があることを受け入れるのが大切です。100パーセントでなければダメだと考えてしまうと、いつまでたっても動けません。7割なり、8割の自分として、できることをやればいいんです」

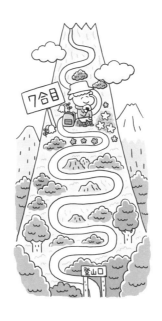

降りたいのに、降ろしてくれない

荒川健（双極性障害・アルコール依存症）

　ゼネコンで現場監督をしていたが、夜勤後は興奮して眠れず、酒を飲んで気を失うようにして寝ていた。仕事上、酒が切れていないと危ないので、毎日時間を逆算して飲むようになった。

　妻のおかげで断酒会につながったのが 34 歳のとき。その 3 年後、現場で夜中に眠れず騒ぎ、双極性障害と診断された。その後もさらにひどい発作が起き、街に飛び出して、気づいたら精神科病院で拘束されていた。退院を前にして妻が離婚を切り出した。当時の私は「酒をやめたのに、なんで」と思ったが、妻にしてみれば苦労も限界だったのだろう。

　それから、5 回以上の大波を経験してきた。躁状態になると、次々思いついて行動し、ろくに眠らず動き回ることが続く。何十万もの買い物をしたり、先物取引に手を出したり、マンション投資の借金返済には何十年も苦しんだ。

　春先になると眠れなくなり、同時に躁が始まる。眠れないから躁になるのか、躁になるから眠れなくなるのか、わからない。いったん始まってしまうと、眠剤を飲んでも眠れない。爽快感や万能感の一方で、いつまで続くんだ、俺は降りたいんだよ、いい加減眠らせてくれ、と思うが、止まらない。梅雨に入り空気がしめってくると、つきものが落ちたようにフラットな状態に戻る。秋になると、夏の疲れから、小さな躁がやってくる。

　断酒 31 年。波は穏やかになってきたが、昨年は危なかっ

た。例会やウォーキングで日常を整え、病気とつきあっていく。

「寝てばっかりでいいよな」と言われて

昼の月（双極性障害・アルコール依存症）

寝すぎてしまいます。寝ても寝てもダルいです。身体が重くて布団から出られない日もあります。そして基本、夜は眠れません。寝たいのに、寝られないのです。

朝はどうしても起きられません。ダンナに「寝てばっかりいていいよな」「俺だって寝てたいわ」と嫌味っぽく言われると、希死念慮が起きます。

酒をやめて20年たって……

笹井健次（うつ病・アルコール依存症）

3年前のこと、新しい職場で大事な場面なのに眠気がこらえられないことが続いていました。以前から昼間に眠くなることはあったので、睡眠時無呼吸症候群かと思って受診しましたが、違いました。何ヵ所か医療機関を回った後、かかりつけの内科医に相談したところ、心療内科クリニックへの紹介状を書いてくれました。そこの医師は1時間かけて話を聞いてくれ、うつ病と診断されました。

仕事の期限などでプレッシャーがかかると、夜は寝つくまでに時間がかかるようになり、布団の中でじっとしていても眠れないのでスマホゲームを始め、まずいと思いながらいつまでも続けてしまい、寝不足で疲れがたまっていく。体力が落ちるとますますプレッシャーに弱くなり、がんばらないとい

けないと思うのにがんばれない、そこへ何かちょっとしたことがきっかけで、ストンと気分が落ち、やる気がなくなり、自分には何もできないように思えてくる。ますます睡眠がとれなくなる——そんなしくみに、初めて気づいたのです。

　これが「うつ」の症状だということが、自分ではまったくわかっていませんでした。心配ごとがあればなかなか寝つけないのは当たり前だと思っていたし、やる気がなくなるのは根性が足りないせいだと自分を責めていました。

　さかのぼってみると中学の頃から、うつの症状が出ていたようです。夜眠れないのがきっかけで家にあった父親の酒を飲んだことを思い出しました。その後もずっと、アルコールでつらさをごまかしていた面があったのかもしれません。ずいぶん自分を痛めつけたものだと思います。酒をやめて20年もたってから、それがやっとわかったのです。

　断酒後も、うつを経験していましたが、若さもあったのか「今日は××曜日だから今夜はあそこのミーティングだ」と思うことで、なんとかやり過ごしていました。それが長年たつうちに限界になっていたようです。

　抗うつ剤を飲むようになってから、日常が楽になり、かつてとは雲泥の差です。

　以前は車を運転していても眠気に襲われることが多かったのですが、今ではほとんどなくなり、安心です。何よりも、ストンと落ちる感じが自分でわかるようになったので、危ないと感じたら無理してがんばらずに仮眠をとるなど、体力を温存するコツがつかめてきました。

アスク セレクション③

依存症・トラウマ・発達障害・うつ
「眠り」とのただならぬ関係

2023 年 3 月 20 日　初版第 1 刷発行

監修　垣渕洋一　松本俊彦　栗山健一　白川美也子　堀内史枝　張賢徳
構成　アスク・ヒューマン・ケア
発行者　今成知美

発行所　特定非営利活動法人 ASK
発売　アスク・ヒューマン・ケア
〒 103-0014 東京都中央区日本橋蛎殻町 1-2-7-1F
電話　03-3249-2551　　　URL www.a-h-c.jp

印刷所　明和印刷

定価はカバーに表示してあります。
本書の無断転載・複写複製（コピー）を禁じます。
落丁・乱丁はお取替えします。

アスク・ヒューマン・ケアは、特定非営利活動法人ASKの事業部として、出版・通信講座の運営・研修などを行なっています。
ホームページ　www.a-h-c.jp
ASKのホームページ　https://www.ask.or.jp/

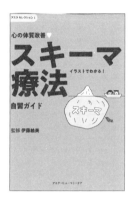

監修：伊藤絵美／990円
20冊以上＝2割引
発送料無料

アスクセレクション01

心の体質改善
スキーマ療法
自習ガイド

スキーマ療法は、認知行動療法の進化形。さまざまな「生きづらさ」の背景にある「心の体質」を改善するものです。本書は、日本におけるスキーマ療法の第一人者・伊藤絵美先生の道案内で、イラストとともに自分を振り返っていく自習書。生き方を変えるヒントを探している方はもちろん、クライエントにスキーマ療法をわかりやすく説明するためのテキストにもおすすめです。

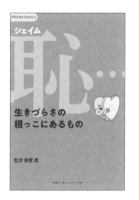

監修：岩壁 茂／990円
20冊以上＝2割引
発送料無料

アスクセレクション02

恥（シェイム）…
生きづらさの根っこにあるもの

「シェイム（恥）」という感情は、感じること自体が恥や痛みにつながるため、たいていは自分の中でも隠されています。隠された感情だからこそ、有害な力をまき散らします。それならいっそ、隠れていた＜シェイムくん＞に登場してもらいましょう。シェイムの正体を知ることで、破壊力を弱めることができるのです。